AF316315

DE

L'OPHTHALMIE

PURULENTE

CHEZ LE NOUVEAU-NÉ

PAR

Le Docteur CLAPARÈDE (O✶)

Spécialiste pour les maladies des yeux

—⁓—

LYON

Chez l'Auteur : 5, Place des Cordeliers

ET DANS TOUTES LES LIBRAIRIES

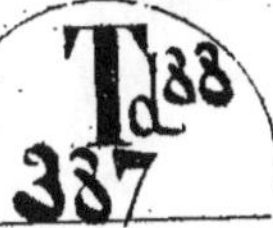

DE

L'OPHTHALMIE

PURULENTE

CHEZ LE NOUVEAU-NÉ

PAR

Le Docteur CLAPARÈDE (O✳)

Spécialiste pour les maladies des yeux

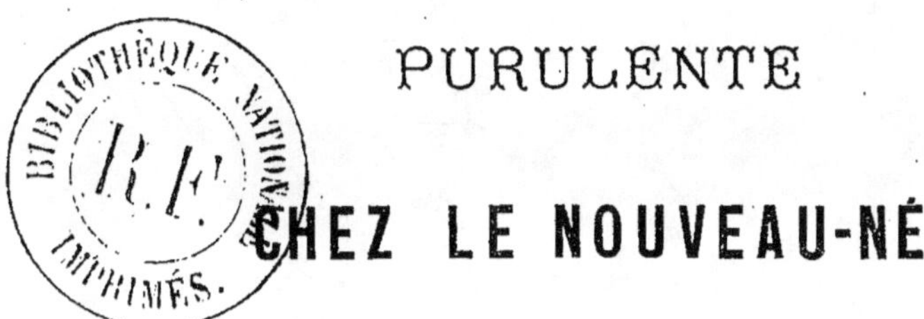

DÉPOT LÉGAL
Rhône
N. 594
1875

LYON

Chez l'Auteur : 5, Place des Cordeliers

ET DANS TOUTES LES LIBRAIRIES

PRÉFACE

En détachant de notre ouvrage sur les MALADIES DES YEUX le chapitre réservé à l'étude de *l'Ophthalmie purulente chez le nouveau-né,* pour le publier sous forme de brochure et en rendre ainsi la lecture plus facilement abordable, nous n'avons eu qu'un seul but, celui de vulgariser des connaissances dont l'utilité n'est malheureusement plus à démontrer.

Les statistiques prouvent, en effet, que plus de la moitié des enfants reçus dans les institutions de jeunes aveugles incurables, doivent leur cécité à cette affection des yeux. Et cependant nous savons aussi que lorsque le malade est soumis, en temps opportun, au traitement que nous indiquerons, la vue est conservée parfaite dans la presque totalité des cas.

En présence de ces deux affirmations, dont l'une est aussi consolante que l'autre est triste, nous espérons bien que les personnes intelligentes qui, par profession ou par devoir, approchent les très-jeunes enfants, nous sauront gré de les avoir initiées à la connaissance de cette maladie et aux moyens dont la science dispose pour s'en rendre maître.

Dʳ CLAPARÈDE.

DE

L'OPHTHALMIE

PURULENTE

CHEZ LE NOUVEAU-NÉ

La maladie que nous allons décrire est encore appelée, par quelques écrivains, du nom de *conjonctivite purulente*. Evidemment cette expression, de création récente, est plus exacte que celle inscrite en tête de cette monographie quand le mal limite ses effets à la muqueuse oculaire, mais, comme le fait est exceptionnel, et que dans la majorité des cas, au contraire, l'altération gagne les parties voisines, nous avons cru devoir, avec le plus grand nombre des auteurs, conserver à cette maladie son appellation ancienne, laquelle donne l'idée d'une inflammation complexe, ce qui est beaucoup plus conforme à la vérité.

Causes. — C'est au contact des liquides sécrétés par les organes sexuels de la mère que l'enfant, au moment de la naissance, prend le plus souvent le germe de la maladie dont l'éclosion n'aura lieu que quelques jours plus tard. Il n'y a pas cependant autant d'enfants contaminés qu'il y a de femmes malades; loin de là, d'après des relevés faits avec soin à Stockholm par le docteur Lederschold, c'est à peine si, sur sept femmes se trouvant dans cette condition, une seule est réellement cause de l'affection oculaire de son enfant. Cette rareté relative s'explique très-bien par le fait que les yeux du nouveau-né sont fermés, et par le fait encore de la présence des eaux et des liquides naturels destinés à faciliter le passage, lesquels, étant interposés entre l'enfant et la mère, sont autant d'agents protecteurs.

Il est d'autres causes qui peuvent amener l'ophthalmie purulente ; l'une des plus puissantes est certainement l'impression du froid et surtout du froid humide. L'enfant venant au monde sans défense contre les agents extérieurs et se trouvant transporté dans une atmosphère dont la température, même en été, est inférieure à celle qu'il habitait quelques instants avant (38°), nous ne devons pas être surpris si, dans certaines conditions climatériques, et entouré de personnes dévouées, mais ignorantes, il contracte à l'instant même la maladie en question. Quant à nous, nous ne connaissons pas de pratique plus funeste à l'enfant que celle qui consiste à vouloir l'aguerrir dès les premiers jours, dès la première heure, contre les intempéries des saisons, en les plongeant dans un bain d'eau froide, fût-elle salée. Nous déclarons également insensée la coutume qui consiste à laver le corps, et en particulier les yeux, avec un liquide alcoolique, dans l'espoir de les fortifier ! Ce sont là autant d'erreurs contre lesquelles on ne saurait trop réagir, et que nous maintenous rigoureusement dans la catégorie des causes pouvant amener l'ophthalmie purulente.

Ici se présentent deux questions importantes, l'une d'ordre religieux, la seconde d'ordre juridique.

Aux termes de la loi française (art. 55 du Code civil),

« les déclarations de naissances seront faites, dans les trois jours de l'accouchement, à l'officier de l'état civil du lieu : l'enfant lui sera présenté. » Nous n'avons pas à reproduire ici tout ce qui a été dit par le docteur Loir pour appuyer sa requête auprès du gouvernement, requête tendant à modifier les derniers mots de cet article ; mais cependant nous nous permettrons de faire remarquer, avec la plupart des auteurs, que c'est souvent au retour de la mairie que les enfants manifestent les premiers signes d'une irritation dans les yeux, se traduisant, quelques jours plus tard, par tous les symptômes d'une affection purulente.

Et il y a déjà longtemps que le fait a été remarqué. « Dans l'hiver de 1836, je n'ai pu attribuer l'ophthalmie purulente, chez deux enfants que je venais de traiter, qu'à leur transport obligé à la mairie le lendemain de leur naissance. Demours et autres praticiens ont cité des cas de même nature (1). » Nous voulons bien croire que la loi n'oblige pas l'officier de l'état civil à attendre le nouveau-né dans une des salles de l'Hôtel-de-Ville, mais pour tous les médecins il lui reste néanmoins le tort de ne pas avoir déclaré, et cette fois en termes nets ne souffrant pas la discussion, que les constatations de naissances se feraient désormais à domicile.

La religion catholique, la seule en cause dans notre thèse, puisque l'Eglise réformée n'oblige pas à baptiser l'enfant dès les premiers jours de la naissance, mieux inspirée que nos législateurs, a compris depuis longtemps combien il devait être inhumain, dans quelques circonstances, d'exiger le déplacement du nouveau-né, et c'est

---

(1) Rognetta, *Traité philosophique et clinique d'ophthalmologie* (1844, p. 307).

pour cela que ses ministres se font toujours un devoir pieux, quand la famille et le médecin le demandent, de se rendre auprès de l'enfant pour lui donner le baptême. Cette coutume est bonne, excellente, et nous faisons des vœux pour que, se généralisant de plus en plus, elle soit appliquée indistinctement à tous et devienne une règle devant laquelle, certainement, le Code fléchirait à son tour.

Si, en passant, nous rappelons les fâcheux effets de l'eau froide coulant sur les yeux pendant la cérémonie du baptême, ce n'est que pour mémoire, car il y a de longues années déjà que l'Eglise a introduit dans son rituel les paroles suivantes : *Potuerit misceri aqua calida cum fri-gidâ, ne noceat infantibus,* paroles entendues de tous les membres du clergé.

Indépendamment des causes individuelles qui amènent le développement de l'ophthalmie purulente, il en est de plus générales et que nous trouvons surtout dans l'état atmosphérique. Ce que nous avons déjà dit de l'influence du froid humide s'applique surtout à cette constitution médicale dite catarrhale atteignant principalement les muqueuses. C'est quand nous voyons se généraliser les rhumes, les angines, les bronchites, que nous avons à craindre de voir la muqueuse oculaire également affectée et revêtir chez les très-jeunes enfants, même plusieurs mois après leur naissance, la forme grave que nous étudions en ce moment. Quelquefois aussi la maladie devient plus commune encore et règne d'une façon épidémique, attaquant de préférence tel quartier, tel établissement hospitalier d'une grande ville. Dans une circonstance de cette nature, on a pu relever 299 cas sur un contingent

de 300 jeunes orphelins réunis daus un seul hospice de
Paris (1). C'est à ne pas y croire ! En thèse générale, l'ex_
tension du mal est surtout à craindre dans les centres po-
puleux, dans les maisons bordant les ruelles longues et
étroites, dans les logements insalubres, mal aérés et con-
stamment privés des rayons bienfaisants du soleil, partout
enfin où les lois de l'hygiène sont méconnues.

Enfin, et pour en finir avec l'étiologie de cette affection, nous devons avertir les personnes qui entourent
l'enfant qu'elles devront prendre les plus grandes précautions pour éviter elles-mêmes cette maladie éminemment
transmissible par simple contact. Il y aura donc à se mé-
fier de tous les linges souillés par le pus, et, pour plus de
précaution, à les rejeter au feu aussitôt après qu'ils au-
ront servi à la toilette de l'enfant; il sera également indispensable, après chaque pansement, de se laver les mains
au savon et à grandes eaux : ces détails, quoique infimes,
sont loin d'être superflus; ils sont, du reste, suffisamment
justifiés par la relation des accidents dont nous entre-
tiennent quelquefois les journaux scientifiques, et où
nous voyons aussi que les médecins ne sont pas toujours
à l'abri de la contagion.

Symptômes. — Généralement, vers le troisième
jour de la naissance, en admettant que la maladie soit
due au contact des yeux avec les organes sexuels de la
mère malade, l'on s'aperçoit que les cils de l'enfant sont
collés. Dès le lendemain, le bord libre des paupières apparaît un peu rouge, et la paupière supérieure est légèrement
tuméfiée. Pendant cette première période, l'enfant accuse

(1) *Rev. méd.* 1832, t. 3, p. 492.

déjà une certaine sensibilité des yeux, se traduisant par des gémissements et surtout par des mouvements instinctifs tendant à les protéger contre la lumière. C'est à peine s'il ouvre les yeux quand il est dans l'ombre, et si, faisant face au jour, on essaie de lui écarter légèrement les paupières avec les doigts, la cornée, immédiatement, remonte assez haut pour qu'elle échappe à notre vue.

A mesure que ces premiers symptômes prennent de l'importance, l'œil laisse échapper sur la joue un liquide transparent, de couleur citrine, mêlé de mucosités. Sans doute, ce liquide est quelquefois teint en rouge par quelques gouttes de sang, mais le fait est exceptionnel. Tel est, en somme, le premier signe caractéristique : il permet d'affirmer qu'il ne saurait être question ici d'une simple conjonctivite catarrhale bénigne, et il oblige le médecin à agir immédiatement dans le sens que nous indiquerons tout à l'heure. L'affection oculaire suivant son cours, le pus ne tarde pas à se montrer et à se substituer peu à peu à l'écoulement dont il vient d'être question. Ce produit de sécrétion, essentiellement irritant de sa nature, provoque l'injection de la muqueuse palpébrale, qui nous apparaît alors avec une vive coloration rouge et toute parsemée de papilles souvent énormes et saignantes. Le mal qui, dans le principe, semblait vouloir se cantonner à la face interne des paupières, envahit maintenant la conjonctive recouvrant le globe, et c'est ainsi que, la phlegmasie régnant sur les deux muqueuses adossées, il en résulte quelquefois un renversement des paupières, en dehors, dit *ectropion*.

Pendant cette succession de phénomènes, l'état général du nouveau-né reste relativement bon.

Si le jeune sujet est l'objet d'un traitement rationnel, le pus sécrété sera bientôt de moins en moins abondant tous les jours, la phlegmasie et la tuméfaction des parties perdront insensiblement de leur importance, les souffrances de l'enfant seront diminuées, et la guérison complète arrivera un mois ou six semaines au plus tard après l'invasion du mal.

Complications. — Admettons pour un instant que l'enfant, par ignorance ou par incurie, ne reçoive pas les soins nécessaires en temps utile. Dans cette triste hypothèse, les paupières restant closes se colleront aussitôt l'une contre l'autre et le pus s'accumulera dans la cavité conjonctivale, où il déterminera les désordres les plus graves. Le premier effet sera, dans la plupart des cas, de congestionner vivement la conjonctive bulbaire et d'amener la formation d'un bourrelet (*chémosis*) autour de la cornée, fait qui entraînera nécessairement après lui un défaut de nutrition dans ce dernier organe et finalement une résistance moindre à l'agent de destruction dans lequel il baigne. Aussi ne tarde-t-on pas à voir le pus, détruisant les couches superficielles de cette enveloppe transparente, en ternir l'éclat d'abord et puis la transformer en une membrane trouble, nuageuse, absolument opaque même en certains points (*leucôme*, partiel ou total), interceptant ainsi, et peut-être pour toujours, le passage des rayons lumineux dans l'œil.

Dans d'autres cas, le pus, fusant entre les lames de la cornée, donne lieu à un ou plusieurs foyers purulents. Quand il n'y en a qu'un, il peut siéger soit à la périphérie de cette membrane, soit au centre. Dans la première supposition, et en admettant qu'il gagne du terrain tous les jours, surtout en profondeur, un moment viendra où l'épaisseur de cette membrane sera réduite à des proportions si faibles que les liquides contenus dans l'œil tendant à s'échapper la refouleront en avant sous forme globuleuse *(kératocèle)*. Quand l'iris, repoussé aussi en avant, vient s'engager dans cette poche, on dit qu'il y a *staphylôme de la cornée et de l'iris.* Enfin, si le mal continue à faire des progrès, il y a bientôt perforation sous la double influence de cette même pression des liquides et de l'amincissement croissant du tissu cornéen. La perforation de l'œil, même réduite aux proportions les plus faibles, ne saurait jamais être un fait bénin; ici elle est accompagnée de l'adhérence de l'iris à la plaie *(synéchie antérieure).* Si le fait persiste après cicatrisation, il y aura là une épine pour l'organe de la vue avec laquelle le malade pourrait avoir à compter plus tard. Admettons que l'abcès soit au centre de la cornée. Dans cette seconde supposition, les premiers phénomènes observés seront identiques à ceux que nous venons de décrire, mais aussitôt après la perforation, au lieu de voir l'iris engagé dans la plaie, ce sera le cristallin que nous trouverons rejeté en avant et adhérent aux bords de la solution de continuité. La conséquence immédiate de cet état de choses est d'amener l'opacité de cette lentille *(cataracte),* fait très-important et qui obligera plus tard à une opération spéciale pour recouvrer la vue, en admettant, toutefois, que l'œil n'ait pas subi d'autres altérations rendant toute intervention chirurgicale parfaitement inutile.

Pour en finir avec les abcès de la cornée, nous devons encore signaler le cas où ces foyers purulents apparaissent, cette fois, nombreux, peu profonds et rangés selon une ligne courbe. Ici, il y aura à redouter la nécrose de la portion saine comprise dans la trajectoire et finalement la pire des catastrophes pour le pauvre petit malade, c'est-à-dire l'issue de tout le contenu de l'œil à travers la cornée mortifiée, détruite.

Dans un autre ordre d'idées, nous rappellerons, quoique le fait soit excessivement rare chez le nouveau-né, que, de toutes les complications possibles, la plus sérieuse est la transformation de l'ophthalmie purulente en une conjonctivite diphtéritique. La roideur des paupières, se joignant au gonflement déjà indiqué, la suppression du pus, la coloration faible et souvent jaunâtre de la conjonctive épaissie et infiltrée de fibrine, les douleurs vives éprouvées par le malade sont tout autant de signes qui guideront le médecin pour reconnaître cette redoutable affection. Sans doute, et nous venons d'en convenir, cette complication généralisée à toute la conjonctive ne survient, chez les jeunes enfants, que dans des circonstances très-exceptionnelles, mais il faut savoir pourtant que, à ce même âge, dans beaucoup de cas d'ophthalmie purulente, l'on observe quelques points blancs de diphtérie sur la muqueuse oculaire. Il n'y a pas à s'alarmer aussitôt, mais il est prudent, toutefois, de surveiller la marche de ces petites fausses membranes, afin de leur opposer le traitement qui convient à la diphtérie si cela devenait nécessaire.

Indépendamment de toutes ces conséquences locales de l'ophthalmie purulente, et compromettant seulement l'organe de la vue, l'on a eu constaté quelquefois la propagation du mal jusqu'au cerveau et la mort du jeune enfant succombant aux suites d'une méningite.

Pronostic. — Le pronostic varie selon l'importance des désordres causés par la maladie au moment où le sujet est soumis au traitement nécessaire.

En admettant que des soins intelligents aient été administrés dès les premiers jours, on peut presque assurer que le malade sera assez heureux pour conserver l'intégrité parfaite de la fonction visuelle. Au contraire, ainsi que nous venons de le montrer, si les soins ont été tardifs, insuffisants ou nuls, la perte de la vue peut être complète et irrémédiable.

S'il y a perforation simple, périphérique, avec adhérence de l'iris dans la plaie, ce fait sera d'autant plus grave qu'il y aura des raisons pour craindre une inflammation de l'iris et plus tard celle de la choroïde.

Dans le cas d'une perforation centrale avec contact du cristallin, d'où cataracte pyramidale, le pronostic sera basé sur les chances que présente la discision du cristallin et sur l'obstacle qu'opposera, à la pénétration des rayons lumineux dans l'œil, la tache cornéenne résultant de l'ulcération cicatrisée.

Abstraction faite des complications susceptibles d'accompagner la présence d'une tache résultant elle-même d'une ophthalmie purulente, cette désorganisation de la cornée, quand elle est partielle, peut, selon sa situation, être cause de la direction vicieuse du regard et amener un *strabisme* (vue louche). Au lieu d'un vrai strabisme, on constate quelquefois un phénomène dit *nystagmus*, balancement de l'œil exécuté tour à tour vers le haut, vers le bas, à droite ou à gauche, selon les nécessités du moment et dans le but de tenir la tache éloignée des rayons pénétrant dans le globe oculaire.

Enfin, toutes les fois qu'il y aura à porter un pronostic, il sera bon de ne pas oublier que l'ophthalmie purulente laisse quelquefois après elle des *granulations* dans les culs-de-sac de la conjonctive. Cette conséquence dernière, nous le savons tous, n'est pas la moins désagréable et pour le malade et pour le médecin.

Traitement. — Autrefois, l'ophthalmie purulente était traitée par les émollients, les saignées, les dérivatifs et les révulsifs, autrement dit par la méthode antiphlogistique. Les résultats de cette pratique étaient tellement déplorables que, depuis longtemps déjà, des essais nombreux avaient été faits pour s'affranchir d'une médication qu'il était plus sage de considérer comme absolument impuissante. Après une longue série d'expérimentations, il fut reconnu enfin que, de tous les agents médicamenteux, le nitrate d'argent, mis au contact de la conjonctive, était certainement celui qui fournissait le plus fort contingent de guérisons. Le fait, une fois connu, plusieurs médecins appliquèrent diverses formules de ce sel et vinrent tour à tour exposer dans la presse scientifique le résultat de leurs observations. Aujourd'hui, et après examen de ces diverses publications, nous donnons la préférence au traitement local tel que nous allons l'indiquer.

La tête de l'enfant étant renversée et tenue sur les genoux, il faudra, à l'aide d'une éponge fine trempée dans de l'eau légèrement tiède, laver très-exactement l'ouverture palpébrale et détacher avec soin le pus concrété et retenu entre les cils ; puis, tenant les paupières écartées avec les doigts de la main gauche, on prendra de l'autre main l'éponge pleine d'eau, et, la tenant élevée au-dessus de la tête du jeune malade, il sera nécessaire de faire couler sur l'œil un mince filet d'eau, de façon à entraîner au dehors jusqu'au dernier globule de pus. Cette toilette faite, et surtout bien faite, trempez un pinceau dans la solution de nitrate d'argent, telle que nous l'indiquons plus bas, et, les cartilages tarses étant tenus renversés, promenez-le sur la conjonctive palpébrale, ainsi que sur les parties de la conjonctive oculaire envahies par le mal. Dans cette opération, il faut avoir le soin de ménager les portions du globe qui ne sont pas atteintes par la phlegmasie purulente, ne point leur faire subir, en somme, le contact inutile d'une solution argentifère. Séance tenante, et sans désemparer, prenez un second pinceau, celui-ci trempé dans une solution de sel marin, et badigeonnez en bloc toute la conjonctive, de façon à neutraliser l'excès de nitrate d'argent. Cela fait, procédez à un lavage de tout l'organe avec un pinceau imbibé d'eau pure.

Enfin, pour diminuer le petit mouvement fluxionnaire, conséquence obligée de la cautérisation, on est dans l'usage d'appliquer, après chacune d'elles, des compresses froides ou glacées pendant demi-heure environ. Il n'y a de contre-indication à cette coutume que lorsqu'on craint la nécrose de la cornée. Ces réfrigérants, en dehors de l'exception signalée, sont fort utiles encore, l'expérience le prouve, en ce qu'ils facilitent l'élimination de l'eschare.

C'est là, en somme, le pansement méthodique que nous recommandons et que l'on devra renouveler au moins trois fois toutes les vingt-quatre heures, pendant la période d'état de la maladie. Sans cette précaution, la marche progressive du mal ne sera seulement qu'enrayée, et les complications dont il a été question plus haut, quoique retardées, arriveront néanmoins et n'en seront pas moins tristes.

La solution au cinquantième (1 gramme de nitrate d'argent pour 50 grammes d'eau) est certainement l'une de celles qui sont le plus souvent employées, mais il est d'usage, selon le plus ou moins d'énergie du mal, d'augmenter ou de diminuer la force de cette préparation, ou encore, remplaçant la qualité par la quantité, de multiplier les attouchements et de les porter jusqu'au nombre de cinq à six par jour. Il est des médecins qui préfèrent promener sur la conjonctive un crayon composé, par parties égales, de nitrate d'argent et de nitrate de potasse ; de cette façon, disent-ils, on peut plus facilement et à son gré concentrer l'action du médicament sur tel point, négliger tel autre, et, en fin de compte, ne pas être exposé à voir le caustique se répandre après coup sur des parties que l'on eût voulu préserver.

Ces observations, qui seraient très-judicieuses si nous préférions à l'usage du caustique solide une préparation liquide très-concentrée, perdent toute leur valeur dans une espèce où il est question seulement d'un liquide contenant à peine un cinquantième ou un vingtième au plus de principe actif. En retour, il ne serait pas difficile de démontrer qu'en usant du crayon, dont nous ne voulons pas discuter ici la trop grande puissance, on n'agit que sur des points voulus, et, de la sorte, l'on s'expose à ne pas médicamenter tous ceux qui sont malades, ce qui devient un inconvénient plus sérieux que de toucher avec un liquide relativement faible ceux que l'on devrait peut-être négliger. Quant à nous, le plus souvent, nous n'employons ce même crayon dont nous venons de donner la formule que vers la fin du traitement et pour modifier çà et là quelques points de la muqueuse qui tardent à reprendre leur aspect normal.

Nous avons dit que le pansement, tel que nous venons de l'indiquer, devait être fait trois fois par jour; il nous reste à ajouter que pour rendre à peu près certain un résultat heureux, il faut encore, toutes les heures environ, faire un lavage à l'eau tiède, de façon à laisser le moins de temps possible au contact de la muqueuse oculaire le pus nouvellement sécrété.

Au point de vue général, si l'enfant est d'une bonne complexion, il peut y avoir quelque avantage à prescrire un très-léger laxatif, du sirop de chicorée, par exemple. Nous recommandons encore, dans les cas ordinaires, de conduire l'enfant à la promenade si le temps est beau et la température douce, à la condition toutefois de préserver les yeux contre la lumière à l'aide d'un voile : la lumière, ici, est un agent irritant contre lequel il faudra toujours prendre des précautions, même dans la chambre, et cela jusqu'à guérison complète.

Telle est, en résumé, la médication qui convient à la plupart des enfants et qui suffira presque toujours, quand elle aura été appliquée sans retard, pour conduire à bonne fin l'une des maladies les plus graves qui puissent les atteindre.

Sans prétendre aborder le traitement des complications que nous avons énumérées plus haut, traitement qui trouve plus naturellement sa place dans des chapitres particuliers, où chacune de ces complications devient elle-même l'objet d'une étude spéciale, nous ne termine-rons pas pourtant notre narration avant d'avoir énoncé, en très-peu de lignes, la conduite à tenir dans certains cas déterminés.

Si, dès les premiers jours de la maladie, la muqueuse palpébrale est turgescente, d'un rouge sombre, il ne faut pas craindre de pratiquer quelques incisions ; elles amè-nent le dégorgement des tissus, et, si elles ne mettent pas absolument à l'abri de l'ectropion, elles en atténuent l'effet. Plus tard, quand l'ectropion est produit, il faut encore avoir recours à ces mouchetures multipliées dans le but d'éviter l'étranglement des tissus *(blepharo-phi-mosis)*, et l'on doit, en outre, par une compression mé-thodique, ramener la muqueuse palpébrale au contact de la muqueuse oculaire.

Quand il y a formation d'un bourrelet conjonctival autour de la cornée *(chémosis)*, c'est encore aux incisions qu'il faut donner la préférence, quoi qu'en disent quel-ques auteurs qui conseillent l'excision à l'aide de ciseaux. N'oublions pas toutefois que le chémosis tend à disparaî-tre spontanément dès qu'il y a amélioration dans l'état de la conjonctive palpébrale.

Admettons le cas d'une vive inflammation sur un sujet robuste. Ici, l'application d'une sangsue à la tempe peut rendre de grands services. C'est dans des circonstances de même nature et alors que l'on a d'autres raisons encore pour craindre des complications graves que l'on se trou-vera bien des onctions autour de l'orbite faites avec de l'onguent mercuriel belladoné et de l'administration à l'intérieur de quelques centigrammes de calomel : un centigramme chaque cinq à six heures.

Les ulcérations de la cornée, les perforations avec adhérence de l'iris aux lèvres de la plaie rendent obligatoires et la compression et l'usage de l'atropine. Dans ces cas on prescrit généralement, toutes les trois heures, une goutte du liquide suivant :

Sulfate neutre d'atropine .... 3 centigrammes.
Eau .... 10 grammes.

Si l'on craignait que cette préparation irritât la conjonctive, il faudrait la remplacer par la suivante :

Extrait de belladone ou de jusquiame..... 1 gramme.
Eau.............................. 10 grammes.
(Filtrez parfaitement.)

Quand il y a kératocèle ou encore staphylôme de la cornée et de l'iris, la compression constante est rigoureusement indispensable.

BIBLIOTHÈQUE NATIONALE R. F. IMPRIMÉS

IMPRIMERIE VEUVE CHANOINE

Place de la Charité, 10, à Lyon.

www.ingramcontent.com/pod-product-compliance
Lightning Source LLC
LaVergne TN
LVHW051134060726
842526LV00006B/2060